MÉMOIRE

SUR LES

DIMENSIONS DU COEUR

CHEZ L'ENFANT NOUVEAU-NÉ.

SOISSONS. — IMPRIMERIE DE EM. FOSSÉ DARCOSSE, RUE DES RATS, N° 10.

MÉMOIRE

SUR LES

DIMENSIONS DU COEUR

CHEZ L'ENFANT NOUVEAU-NÉ,

SUIVI

DE RECHERCHES COMPARATIVES SUR LES MESURES
DE CET ORGANE A L'ÉTAT ADULTE,

Par Maxime VERNOIS, D. M. P.

ANCIEN INTERNE DE L'HOSPICE DES ENFANTS-TROUVÉS ET DE L'HOPITAL
DES ENFANTS MALADES, MEMBRE DE LA SOCIÉTÉ MÉDICALE D'OBSERVA-
TION, DE LA SOCIÉTÉ ANATOMIQUE, ETC.

> Non fingendum aut excogitandum, sed
> inveniendum quid natura faciat.....
> Bacon.

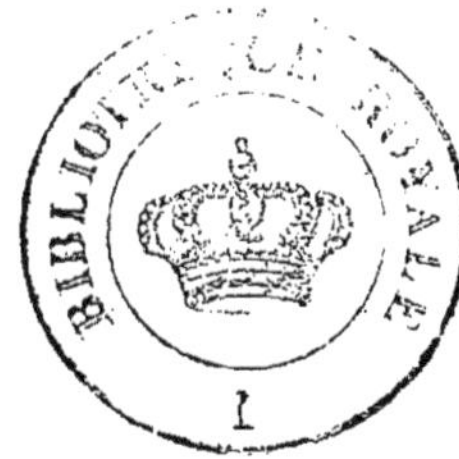

PARIS

CHEZ J.-B. BAILLIÈRE, LIBRAIRE,
RUE DE L'ÉCOLE DE MÉDECINE, 17.

———

1840.

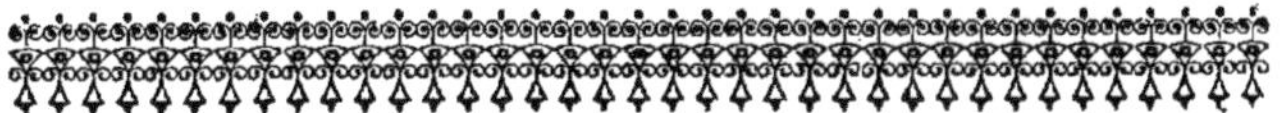

DES DIMENSIONS DU CŒUR

CHEZ L'ENFANT NOUVEAU-NÉ.

Le but des recherches dont nous allons exposer les résultats, a été d'élucider un des points de l'anatomie physiologique de l'homme, resté jusqu'ici inexploré. M. Bouillaud, dans son remarquable Traité des maladies du cœur, a parfaitement fait sentir l'importance de connaître la force et la dimension de tous les rouages de cet organe, pour être apte à en apprécier les diverses altérations. Jusqu'à lui, si l'on excepte les approximations de Laënnec et de Corvisart, et les recherches incomplètes de Lobstein et de M. Cruveilhier, on avait plutôt désespéré d'arriver à la vérité, que cherché les moyens de la découvrir. Dans le seul travail publié à ce sujet depuis le Traité de M. Bouillaud (voy. Mémoir. de la Société médic. d'obser. tom. 1ᵉʳ), M. Bizot s'est occupé de déterminer les mesures normales du cœur et de ses diverses parties. Mais il est à regretter que l'auteur ait confondu, dans ses analyses, une foule de cas où le cœur était malade : il n'a examiné, du reste, qu'une quinzaine de cœurs, de 1 à 4 ans. Ses autres études, comme celles, mais beaucoup plus exactes, de M. Bouillaud, ne s'appliquent qu'à l'état adulte. L'espèce de prépondérance que la pathologie de cet âge a acquise depuis longtemps, a détourné beaucoup d'esprits d'une étude semblable, faite aux premiers temps de la vie. Heureusement, depuis quelques années, une réaction favorable commence à s'opérer, et les recherches de MM. Valleix, Rilliet et Barthez, Becquerel (Alfred), unies aux travaux antérieurs de MM. Guersant, Baron, Blache, Billard, Baudelocque, Denis Dugès, ont rendu à la pathologie spéciale de l'enfance, la place qu'elle avait le droit d'occuper dans la science.

L'étude particulière des affections du cœur, chez l'enfant nouveau-né, n'a encore attiré l'attention d'aucun praticien. Avant donc de publier

(7)

nos recherches à ce sujet, nous avons pensé devoir indiquer l'état normal, encore peu connu de cet organe, sous le rapport spécialement important de son volume, et des dimensions de ses diverses parties. Ce travail leur servira de prolégomène, et sera l'introduction nécessaire aux recherches de cette nature, entreprises pour un âge plus avancé.

Dans le Mémoire qu'on va lire, nous avons cherché à déterminer :

1° Les dimensions (*a*) de la largeur   } du cœur.
   —   (*b*) de la hauteur }

2° L'épaisseur (*a*) du ventricule gauche ;
   —   (*b*)   —   droit ;
   —   (*c*) de la cloison inter-ventriculaire.

3° La mesure de la circonf. à son origine au cœur ;
   —   (*a*) de l'aorte ;
   —   (*b*) de l'artère pulmonaire.

4° Le rapport de ces mesures (hauteur et largeur) avec l'âge des sujets, et par suite :

5° L'influence de l'âge
   —   des maladies } sur ces mesures.
   —   du sexe }

Cette dernière influence se déduira de l'état comparatif, donné dans chaque chapitre, traitant à part, la même question, pour les filles et pour les garçons (*).

Le nombre des enfants, sur lequel repose notre travail, est de 336 : et ici, sans que nous ayons, par avance, cherché à produire ce résultat, nous rencontrons 168 garçons et 168 filles. Il sera donc facile de comparer entre elles, les conséquences obtenues dans l'un et l'autre sexe.

Voici la moyenne de l'âge pour les deux séries, à l'instant de l'observation :

1° GARÇONS, *moy.* 1 mois 29 jours ;
—   *minim.* 1 jour ;
—   *maxim.* 3 ans 2 mois.

2° FILLES, *moy.* 1 mois 11 jours ;
—   *minim.* 1 jour ;
—   *maxim.* 2 ans 3 mois 4 jours.

Pour mieux apprécier la valeur de ces données, il est essentiel de jeter les yeux sur les tableaux suivants :

	GARÇONS.	FILLES.
De 1 jour à 10 jours.	71	69
De 10 à 20.	41	35
A reporter.	113	104

(*) Dans un Mémoire spécial, nous nous occuperons de l'anatomie, de la physiologie, et de la pathologie du canal artériel.

(9)

	GARÇONS.	FILLES.
Report.	113	104
De 20 jours à 30 jours.	19	21
De 1 mois à 2 mois.	13	27
De 2 à 3.	6	5
De 3 à 4.	4	1
De 4 à 5.	0	0
De 5 à 6.	1	1
De 6 à 7.	0	0
De 7 à 8.		
De 8 à 9.	0	1
De 9 à 10.	0	0
De 10 à 11.	2	1
De 11 à 1 an.	1	1
De 1 an à 2.	7	5
De 2 à 3.	2	1
De 3 à 4.	1	0
	168	168

En effet, à l'aide de ces deux notés, on peut comprendre le véritable sens du mot *enfant nouveau-né*, dans nos analyses. La moyenne, du reste indique parfaitement un état déjà très-peu avancé dans l'âge des sujets ; mais on s'aperçoit de combien elle eût pu être abaissée, si nous avions supprimé les cas, un peu élevés, que l'on voit figurer au bas des tableaux.

Cette donnée première étant établie, étudions successivement, et à la fois, dans les deux sexes, les dimensions du cœur et de ses diverses parties, pour rechercher ensuite les influences que l'âge ou les maladies ont pu avoir sur ces mesures.

De la hauteur du cœur.

Cette hauteur a été prise du sommet au point d'insertion des oreillettes, par une ligne qui, partie de la pointe de l'organe, venait aboutir au centre d'une autre ligne perpendiculaire, représentant la direction de la base.

1° GARÇONS.

Mesures.		Nombre de cas.
11 lignes.		1
1 pouce.		4
1	1 lig.	11
1	2	25
1	3	51
1	4	30
1	5	22
1	6	11
1	7	2
1	9	4
1	10	2
1	11	2
2	0	3
		168

2° FILLES.

Mesures.		Nombre de cas.
1 pouce.		5
1	1 lig.	8
1	2	18
1	3	55
1	4	41
1	5	28
1	6	7
1	8	3
1	9	3
		168

GARÇONS.		FILLES.	
moy. 1 pouce 2,60 lig.		moy. 1 pouce 3,11 lig.	
minim. 11 lig.		minim. 1 pouce.	
maxim. 2 pouces.		maxim. 1 pouce 9 lig.	

GARÇONS ET FILLES.

moy. 1 pouce 3,15 lignes.
minim. 11 lig.
maxim. 2 pouces.

De la largeur du cœur.

Cette largeur a été mesurée par une ligne transversale qui, de droite à gauche, passait par le
milieu de la hauteur du cœur.

1° GARÇONS.		2° FILLES.	
Mesures.	Nombre de cas.	Mesures.	Nombre de cas.
1 pouce.	1	1 pouce 1 lig.	2
1 1 lig.	2	1 2	5
1 2	7	1 3	12
1 3	21	1 4	49
1 4	33	1 5	40
1 5	29	1 6	33
1 6	34	1 7	20
1 7	19	1 8	4
1 8	6	1 9	7
1 9	2	1 10	2
1 10	2	1 11	2
1 11	2	2	1

A reporter. 158   168

1° GARÇONS.

Mesures.		Nombre de cas.
Report.		158
2 pouces.		4
2	2 lig.	1
2	3	4
2	6	1
		168

GARÇONS.

moy. 1 pouce 5,67 lig.
minim. 1 pouce.
maxim. 2 pouces 6 lig.

FILLES.

moy. 1 pouce 5,12 lig.
minim. 1 pouce 1 lig.
maxim. 2 pouces.

GARÇONS ET FILLES.

moy. 1 pouce 5,5 lignes.
minim. 1 pouce.
maxim. 2 pouces 6 lig.

Il suit de là, que la largeur du cœur l'emporte notablement sur sa hauteur. Ce résultat est encore plus marqué dans les recherches de M. Bizot, ainsi que nous le verrons plus tard. M. Bouillaud, chez l'adulte, a trouvé une différence de 1 2 lig. à 1/3 lig en faveur de la largeur. On pourra, en consultant l'annexe de ce Mémoire, s'assurer que des résumés, faits chez l'adulte, nous ont conduit au même résultat.

De l'épaisseur du ventricule gauche (Partie moy.)

1° GARÇONS.

Mesures.	Nombre de cas.
1 ligne.	20
1 1/2	34
2	59
2 1/2	31
3	14
3 1/2	6
4	4
	168

2° FILLES.

Mesures.	Nombre de cas.
1/2 ligne.	1
1	18
1 1/2	33
2	72
2 1/2	22
3	18
3 1/2	2
4	2
	168

GARÇONS.
moy. 2,15 lignes.
minim. 1 lig.
maxim. 4 lig.

FILLES.
moy. 2 lignes.
minim. 1/2 lig.
maxim. 4 lig.

GARÇONS ET FILLES.
moy. 2,01 lignes.
minim. 1/2 lig.
maxim. 4 lig.

De l'épaisseur du ventricule droit (Partie moy.)

1° GARÇONS.

Mesures.	Nombre de cas.
1/4 ligne.	1
1/2	40
1	89
1 1/2	25
2	12
2 1/2	1
	168

2° FILLES.

Mesures.	Nombre de cas.
1/4 ligne.	1
1/2	38
1	103
1 1/2	17
2	9
	168

GARÇONS.	FILLES.
moy. 1,15 lignes.	moy. 0,98 lignes.
minim. 1/4 lig.	minim. 1/4 lig.
maxim. 2 1/2 lig.	maxim. 2 lig.

GARÇONS ET FILLES.

moy. 1,06 lignes.
minim. 1/4 lig.
maxim. 2 1/2 lig.

Le ventricule gauche a donc une épaisseur presque double de celle du ventricule droit. M. Bouillaud, chez l'adulte, l'a trouvé triple, et M. Bizot (id.), davantage encore.

De l'épaisseur de la cloison inter-ventriculaire (Partie moy.)

1° GARÇONS.   2° FILLES.

Mesures.	Nombre de cas.	Mesures.	Nombre de cas.
1 ligne.	3	1/2 ligne.	1
1 1/2	18	1	1
2	40	1 1/2	15
2 1/2	49	2	41
3	44	2 1/2	62
3 1/2	7	3	40
4	6	3 1/2	6
5	1	4	2
GARÇONS.	168	FILLES.	168

moy. 2,4 lignes.	moy. 2,4 lignes.
minim. 1 lig.	minim. 1/2 lig.
maxim. 5 lig.	maxim. 4 lig.

GARÇONS ET FILLES.

moy. 2,25 lignes.
minim. 1/2 lig.
maxim. 5 lig.

Cette épaisseur moyenne l'emporte sur celle du ventricule gauche lui-même. Dans le seul cas, mesuré par M. Bouillaud (adulte), et dans les moyennes (id.), de M. Bizot, on arrive à un résultat analogue.

Mesure de la circonférence de l'aorte, à sa naissance au cœur.

1° GARÇONS.

Mesures.		Nombre de cas.
7 lignes.		5
8		4
9		39
10		44
11		48
1 pouce.		17
1	1 lig.	3
1	2	3
1	3	1
1	4	1
1	6	3
1	7	1
1	9	1
		168

2° FILLES.

Mesures.		Nombre de cas.
7 lignes.		2
8		3
9		52
10		41
11		47
11 1/2		1
1 pouce.		17
1	2 lig.	1
1	3	3
1	6	1
		168

<table>
<tr><td>

GARÇONS.

moy. 10,60 lignes.
minim. 7 lig.
maxim. 1 pouce 9 lig.

</td><td>

FILLES.

moy. 10,20 lignes.
minim. 7 lig.
maxim. 1 pouce 6 lig.

</td></tr>
</table>

GARÇONS ET FILLES.

moy. 10,45 lignes.
minim. 7 lig.
maxim. 1 pouce 9 lig.

Mesure de la circonférence de l'artère pulmonaire, à sa naissance au cœur.

1° GARÇONS.

Mesures.		Nombre de cas.
8 lignes.		4
9		2
10		4
11		17
1 pouce.		79
1	1 lig.	22
1	2	21
1	3	10
1	4	2
1	6	2
1	7	1
1	8	1
1	10	2
1	11	1
		168

2° FILLES.

Mesures.		Nombre de cas.
9 lignes.		2
9 1/2		1
10		2
11		28
1 pouce.		85
1	1 lig.	17
1	2	16
1	3	14
1	4	1
1	6	2
		168

GARÇONS.

moy. 1 pouce 0,61 lig.
minim. 8 lig.
maxim. 1 pouce 11 lig.

FILLES.

moy. 1 pouce 0,98 lig.
minim. 9 lig.
maxim. 1 pouce 6 lig.

GARÇONS ET FILLES.

moy. 1 pouce 0,05 lignes.
minim. 8 lig.
maxim. 1 pouce 11 lig.

Ici encore nos résultats, en général, s'accordent avec ce qui a été noté par d'autres observateurs, dans un âge plus avancé, c'est-à-dire que, chez l'enfant nouveau-né, comme chez l'adulte, l'étendue de l'orifice de l'artère pulmonaire, l'emporte sur celle de l'orifice aortique.

INFLUENCE DE L'AGE SUR LES DIMENSIONS DU COEUR (HAUTEUR ET LARGEUR).

Rapport de la hauteur du cœur avec l'âge des sujets.

1° GARÇONS.

Mesures.		Moyenne de l'âge.	
11 lignes.		1 jour. } *min.*	1 jour.
		} *max.*	
1 pouce.	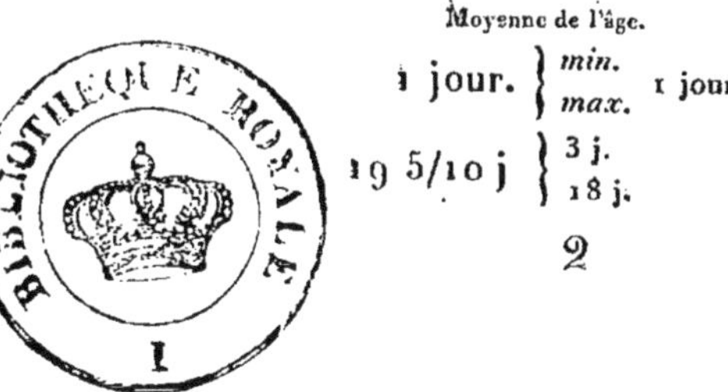	19 5/10 j } 3 j.	
		} 18 j.	

2

Mesures.	Moyenne de l'âge.	
1 pouce 1 ligne.	11 j. 5/10.	2 j. / 28 j.
1 2	12 j. 3/10.	1 j. / 1 m. 3 j.
1 3	29 j. 2/10.	1 j. / 1 a. 7 m. 10 j.
1 4	22 j. 1/10.	2 j. / 3 m. 10 j.
1 5	30 j. 2/10.	1 j. / 5 m. 17 j.
1 6	2 m. 28 j. 8/10.	5 j. / 1 a. 21 j.
1 7	1 m. 8 j.	16 j. / 2 m.
1 9	9 m. 17 j. 7/10.	8 j. / 1 a. 1 m. 22 j.
1 10	1 a. 8 m. 21 j. 2/10.	1 a. 7 m. 19 j. / 1 a. 9 m. 24 j.
1 11	1 a. 3 j.	10 m. 16 j. / 1 a. 2 m.
2 0	2 a. 4 m. 29 j.	2 a. 10 j. / 3 a. 2 m.

2° FILLES.

Mesures.	Moyenne de l'âge.	
1 pouce.	6 jours.	min. 1 jour. / max. 12 j.
1 1 ligne.	22 j.	4 j. / 1 m. 8 j.
1 2	18 j. 5/10.	2 j. / 1 m. 21 j.
1 3	21 j. 7/10.	2 j. / 2 m. 20 j.
1 4	14 j. 9/10.	1 j. / 1 m. 22 j.
1 5	1 m. 10 j. 3/10.	1 j. / 1 a. 3 m. 7 j.

Mesures.		Moyenne de l'âge.	
1 pouce 6 lignes.		4 m. 7/10 j.	1 j. 1 m. 8 j.
1	7	8 m. 3 j. 5/10.	1 m. 1 a. 3 m. 7 j.
1	8	9 m. 21 j. 5/10.	4 j. 1 a. 3 m. 20 j.
1	9	1 a. 9 m. 22 j.	8 m. 2 a. 3 m. 4 j.

Sauf quelques irrégularités (de 1 p. à 1 p. 2 lig.), chez les garçons, et de (1 p. à 2 p.) chez les filles, on peut donc constater que la *hauteur* du cœur augmente avec l'âge des sujets.

Rapport de la largeur du cœur, avec l'âge des sujets.

1° GARÇONS.

Mesures.		Moyenne de l'âge.	
1 pouce.		1 jour.	
1	1 ligne.	10 j, 1/10,	3 j. 18 j.
1	2	11 j, 1/10,	5 j. 28 j.
1	3	10 j, 6/10,	1 j. 1 m. 3 j.
1	4	1 m, 6 j, 6/10,	1 j. 1 a. 7 m. 10 j.
1	5	20 j, 6/10,	2 j. 3 m. 10 j.
1	6	24 j, 1/10,	1 j. 5 m. 17 j.
1	7	25 j, 2/10,	1 j. 3 m. 14 j.

Mesures.	Moyenne de l'âge.	
1 pouce 8 lignes,	2 m, 11 j, 5/10,	5 j. / 1 a. 21 j.
1 9	18 j, 5/10,	15 j. / 22 j.
1 10	1 m, 8 j,	16 j. / 2 m.
1 11	5 m, 15 j,	8 j. / 10 m. 22 j.
2 0	1 a, 4 m, 25 j, 7/10,	1 a. 18 j. / 1 a. 9 m. 24 j.
2 2	11 m, 13 j,	11-13 j.
2 3	1 a, 9 m, 21 j, 5/10,	10 m. 16 j. / 3 a. 2 m.
2 6	2 a, 12 j,	2 a. 12 j.

2° FILLES.

Mesures.	Moyenne de l'âge.	
1 pouce 1 ligne;	6 jour,	min. 5 j. / max. 7 j.
1 2	10 j,	1 j. / 23 j.
1 3	19 j, 8/10,	2 j. / 1 m. 21 j.
1 4	23 j, 8/10,	2 j. / 2 m. 17 j.
1 5	17 j, 2/10,	4 j. / 1 m. 20 j.
1 6	22 j, 5/10,	1 j. / 3 m. 13 j.
1 7	25 j, 2/10,	1 j. / 5 m.
1 8	2 m, 26 j, 7/10,	1 j. / 10 m. 10 j.
1 9	7 m, 16 j, 4/10,	2 j. / 2 a. 3 m. 4 j.
1 10	1 a, 7 m, 3 j, 5/10,	1 a. 3 m. 7 j. / 1 a. 11 m.

Mesures.		Moyenne de l'âge.	
1 pouce 11 lig,		1 a, 3 m, 13 j, 5/10,	{ 1 a. 3 m. 7 j. 1 a. 3 m. 20 j.
2	0	8 m, 2 j.	

Ici, comme pour le tableau précédent, il y a encore quelques irrégularités, de 1 p. 5 lig. à 1 p. 8 lig., chez les garçons, et de 1 p. 3 lig. à 1 p. 5 lig., chez les filles. Néanmoins, on peut également en conclure que la *largeur* du cœur s'accroît généralement avec l'âge des sujets. Nous n'avons pas fait un travail analogue pour les autres parties du cœur ; mais, comme leur rapport de développement entre elles est le même, on est en droit de penser et d'établir qu'elles subissent avec l'âge les mêmes modifications.

INFLUENCE DES MALADIES SUR LES MESURES DU CŒUR (HAUTEUR ET LARGEUR).

Tableau des maladies dont étaient atteints les sujets qui font la base des observations de ce Mémoire (*).

1° GARÇONS.	Cas.	2° FILLES.	Cas.
Apoplexie pulmon.	1	Apoplexie pulmon.	1
Asphyxie.	1	Arthrite aiguë.	2
A reporter.	2	*A reporter.*	3

(*) Dans un certain nombre de cas, je n'ai eu que les organes de la circulation entre les mains, et j'ai été obligé d'accepter le diagnostic

GARÇONS.	Cas.	FILLES.	Cas.
Report.	2	*Report.*	3
Accidents épileptiq.	1	Endurc. du tissu cell.	35
Congestion pulmon.	1	Endurc. et ictère.	3
Endurc. du tissu cell.	31	Emphis. pulmon.	1
Endurc. et ictère.	8	Entérite.	25
Entérite.	27	Ictère.	7
Entér. et opth. purul.	2	Méningite.	1
Gastro-entérite.	2	Muguet.	2
Ictère.	7	Péritonite.	3
Pleurésie.	2	Pleurésie.	2
Muguet.	2	Pneumonie.	79
Péritonite.	2	Pneumonie et ictère.	1
Pleurésie et péricard.	1	Pneumonie et érysip.	1
Pleurésie et endurc.	1	Scrophules.	2
Pneumonie.	70	Tubercul. pulmon.	2
Pneumonie et endurc.	1	Hydrocéph. chron.	1
Pleuro-pneumonie.	2		168
Tubercules pulmon.	5		
	168		

TABLEAU GÉNÉRAL (GARÇONS ET FILLES).

	Cas.
Accidents épileptiques,	1
Apoplexie pulmonaire,	2
Arthrite aiguë,	2
Asphyxie,	1
Congestion pulmon.	1
A reporter.	7

porté pendant la vie, par un de mes collègues à l'hospice des Enfants-Trouvés, M. Parise, interne distingué des hôpitaux.

	Cas
Report,	7
Convulsions,	1
Endurciss. du tissu cellul.	66
Endurciss. et ictère,	11
Emphysême pulmon.	1
Entérite,	52
Entérite et opthal purul.	2
Gastro-entérite,	2
Ictère simple,	14
Hydrocéphale chronique,	1
Méningite,	1
Muguet,	4
Péritonite,	5
Pleurésie,	4
Pleuro-pneumonie,	2
Pleurésie et endurciss.	1
Pleurésie et péricardite,	1
Pneumonie,	149
Pneumonie et ictère,) — érysipèle,)	1
Scrophules,	2
Tubercules pulmonaires.	7
	336

Pour apprécier, le mieux possible, l'influence que ces divers états pathologiques pouvaient avoir eu sur les dimensions du cœur (hauteur et largeur), nous avons cru devoir établir les tableaux suivants : dans le 1er, nous donnons la moyenne des mesures pour chacune des maladies indiquées, et dans les autres, la moyenne de l'âge, relative aussi aux mêmes affections. C'est de la comparaison de ces deux tableaux que l'on tirera l'influence réelle ou nulle, des maladies qui existaient chez les sujets de nos observations, sur les dimensions du cœur.

Rapport des maladies avec les mesures du cœur.

(a). HAUTEUR (GARÇONS ET FILLES).

Maladies.	Moy. des dimensions.	
1. Congestion pulmon.	1 pouce	2 lig.
2. Apoplexie pulmon.	1	2,5
3. Muguet.	1	2,7
4. Emphys. pulmon. Pleurésie et endurciss.	1	3
5. Endurciss. du tissu cellul.	1	3,07
6. Ictère simple.	1	3,1
7. Endurciss. et ictère.	1	3,2
8. Pleurésie.	1	3,4
9. Entérite. Entérite et opth. purul.	1	3,5
10. Pneumonie.	1	3,8
11. Arthrite aiguë. Pneumonie et endurciss.	1	4
12. Gastro-entérite.	1	4,5
13. Péritonite.	1	4,8

Maladies.	Moy. des dimensions.	
14. Asphyxie, Convulsions, Pleurésie et péricardite, Pneumonie et ictère, Pneumonie et érysipèle,	1 pouce	5 lig.
15, Méningite,	1	6
16, Hydrocéph. chroniq.	1	7
17, Pleuro-pneumonie,	1	7,5
18, Tubercules pulmonaires,	1	8,2
19, Scrophules,	1	10,5
20, Accidents épileptiques,	2	0

(b). LARGEUR (GARÇONS ET FILLES).

1, Congestion,	1 pouce	2 lig.
2, Pleurésie et endurciss.	1	4
3, Endurciss. du tissu cell.	1	4,07
4, Endurciss. et ictère,	1	4,6
5, Muguet,	1	4,7
6, Pleurésie,	1	4,8
7, Apoplexie pulmon. Pneumonie et endurciss. Entérite et opthal.	1	5
8, Ictère,	1	5,06
9, Entérite,	1	5,1
10, Pneumonie, Gastro-entérite,	1	5,5
11, Asphyxie, Pleurésie et péricardite, Pneumonie et érysipèle,	1	6

Maladies.	Moy. des dimensions.	
12, Arthrite aiguë,	1	6,5
13, Péritonite,	1	6,6
14, Pneumonie et ictère, Méningite,	1	7
15, Convulsions,	1	8
16, Emphys. pulmonaire,	1	9
17, Hydrocéphal. chroniq. Pleuro-pneumonie,	1	10
18, Tubercules pulmonaires,	1	10,5
19, Scrophules,	2	1,5
20, Accidents épileptiques,	2	3

Rapport des maladies avec l'âge des sujets.

GARÇONS ET FILLES.

Maladies.	Moy. de l'âge.
1, Asphyxie,	1 jour.
2, Emphysêm pulmonaire.	2 j,
3, Pleurésie et péricardite,	4 j,
4, Méningite.	5 j,
5, Convulsions,	7 j,
6, Gastro-entérite, Apoplexie pulmon.	7 j, 1/2.
7, Congestion pulmon.	8 j,
8, Endurciss. du tissu cell.	9 j, 1/0.
9, Péritonite,	10 j, 6/10.
10, Pneumonie et ictère,	11 j,
11, Pleurésie,	11 j, 1/2.
12, Pneumonie et endurciss.	13 j,
13, Ictère,	13 j, 6/10.

Maladies.	Moy. de l'âge.
14, Endurciss. et Ictère,	14 j,
15, Muguet,	23 j, 7/10,
16, Entérite,	1 m, 8 j, 2/10.
17, Pneumonie,	1 m, 10 j, 6/10.
18, Arthrite aiguë,	1 m, 11 j, 1/2.
19, Scrophules,	1 a, 3 m, 2 j, 1/2.
20, Hydrocéph. chroniq.	1 a, 3 m, 7 j,
21, Tubercules pulmon,	1 a, 5 m, 25 j,
22, Pleuro-pneumonie,	1 a, 8 m, 2 j,
23, Accidents épileptiques,	2 a, 10 j.

En comparant ce dernier tableau à celui du rapport des maladies avec les mesures du cœur, on trouve une très-grande analogie. Les numéros du premier et du dernier tiers se correspondent d'une manière très-sensible. C'est presque la ré-pétition des mêmes faits, si l'on excepte quelques différences dans la période moyenne : mais ces différences, considérées en elles-mêmes, sont en-core très-légères, car elles portent sur une ligne ; et le plus souvent sur des dixièmes ou des cen-tièmes de ligne, pour les mesures ; et, quant à l'âge, sur des variations de quelques jours ou de dixièmes de jours. Mais on sait déjà que les di-mensions du cœur croissent avec l'âge : par conséquent, si par l'analyse, nous trouvons que

les cas, où les mesures sont les plus élevées, appartiennent aux sujets les plus avancés en âge, et
vice-versa, nous pourrons conclure que la maladie elle-même, qui existait à l'époque de notre
observation clinique, ou n'a pas exercé d'influence sur ces mesures, ou n'a déterminé qu'une
modification très-peu apparente. C'est ce que
l'examen, même superficiel, des tableaux que
nous venons de donner, tend suffisamment à
prouver.

INFLUENCE DU SEXE.

Pour faire apprécier cette influence, nous allons nous borner à rapprocher ici les résultats
obtenus par l'analyse, dans chaque chapitre,
pour les garçons et pour les filles. Les conséquences se déduiront de cette comparaison elle-
même.

Hauteur du cœur.

GARÇONS, *moy.* 1 p. 2,60 l. — FILLES, *moy.* 1 p. 3,11 l.

Largeur du cœur.

GARÇONS, *moy.* 1 p. 5,67 l. — FILLES, *moy.* 1 p. 5,12 l.

Épaisseur du ventricule gauche.

GARÇONS, *moy.* 2,15 l. — FILLES, *moy.* 2 l.

Épaisseur du ventricule droit.

Garçons, *moy.* 1,15 l.   — Filles, *moy.* 0,98 l.

Épaisseur de la cloison inter-ventriculaire.

Garçons, *moy.* 2,4 l.   — Filles, *moy.* 2,4 l.

Circonférence de l'aorte, à son origine.

Garçons, *moy.* 10,60 l.   — Filles, *moy.* 10,20 l.

Circonférence de l'artère pulmonaire, à son origine.

Garçons, *moy.* 1 p. 0,60 l. — Filles, *moy.* 1 p. 0,98 l.

Avant de tirer les conséquences générales de ce mémoire, il est curieux de comparer les résultats que nous avons obtenus, avec ceux qui existaient avant eux dans la science. Nous avons déjà parlé du silence des auteurs sur cette matière. Quand nous nous occuperons de l'anatomie pathologique, nous verrons que plusieurs d'entre eux parlent de parois dilatées et hypertrophiées. (Billard, Traité des maladies des enfants nouveaux-nés, pag. 590, et *Valleix*, Clinique des Enfants nouveaux-nés, pag. 322, Etat du cœur dans le muguet.) Ou bien du *Volume* relatif du cœur. (Le volume du cœur ne m'a paru augmenté dans aucun cas, *Valleix,* loco. citat.) Comme si, un étalon primitif était connu, et que l'on eût la faculté d'établir les rapports virtuellement indiqués. Il n'en est pas ainsi cependant. Nulle part n'existent, hors chez M. Bizot, dont nous allons examiner plus bas les travaux, des mesures relatives au volume normal du cœur chez l'enfant. Voici les seuls mots que l'on rencontre dans Billard (loc. cit. pag, 589). « J'ai assez souvent « rencontré ces deux cavités, ÉGALES pour la lar- « geur des ventricules, et l'*épaisseur* de leurs « parois. » On est maintenant à même de juger de l'exactitude de cette assertion.

Mais M. Bizot (loc. citat.) a consacré, dans toutes les colonnes de ses analyses, une place pour les moyennes des dimensions du cœur, relatives à des sujets d'un âge peu avancé, de 1 an à 4. Il a étudié les influences que l'âge, le sexe, et parfois la maladie, avaient pu avoir sur ces mesures; nous allons les placer en regard des nôtres, dans tous les cas où la comparaison pourra avoir lieu, entre des éléments identiques, ou à peu près semblables. (*Voir le tableau ci-contre*).

On saisit ici rapidement la différence qui existe entre les résultats généraux auxquels nous sommes parvenus, et ceux énoncés par M. Bizot. Nos moyennes sont, en général, bien moins élevées : ce fait, déjà saillant pour la largeur du cœur, le

TABLEAU comparatif des principales dimensions déjà indiquées avec celles données par M. Bizot.

SEXE.	AGE.	NOMBRE de sujets.	LARGEUR du cœur.	HAUTEUR du cœur.	ÉPAISSEUR du vent. gauche (part. moy)	ÉPAISSEUR du ventric. droit (part. moy.)	ÉPAISSEUR de la cloison (p. m)	CIRCONFÉRENCE de l'aorte.	CIRCONFÉRENCE de l'artère pulm.	AUTEURS.
Hommes.	de 1 à 4 a.	7	2 p. 3 l	1 p. 10 l. 4/5.	2 l. 9/10.	6/10 l.	3 l. 1/10.	17 l.	18 3/5 l.	Biz.
Garçons.	de 1 j. à 3 a. 2 m.	168	1 p. 5,67 l.	1 p. 2,60 l.	2 l. 15/100.	1,15 l.	2,4 l.	10,60 l.	1 p. 0,65 l.	Ver.
Femmes.	de 1 à 4 a.	8	2 p. 3 l. 7/8.	1 p. 10 l. 5/8.	2 l. 7/8.	7/8 l.	2 5/8 l.	16 1/16 l.	17 l.	Biz.
Filles.	de 1 j. à 2 a. 3 m.	168	1 p. 5,12 l.	1 p. 3,11 l.	2 l.	0,98 l.	2,4 l.	10,20 l.	1 p. 0,98 l.	Ver.

devient bien davantage pour l'épaisseur du ventricule droit et pour l'étendue de la circonférence de l'aorte. L'influence du sexe sur le volume du cœur se balance presqu'également dans nos analyses, la hauteur même est plus forte chez les filles que chez les garçons. Il n'en est pas de même chez M. Bizot, où constamment les moyennes sont supérieures chez les hommes aux moyennes obtenues chez les femmes. Ces différences s'expliquent-elles par la seule distance des âges auxquels l'observation a été faite de part et d'autre? Cela est possible ; mais il faut certainement tenir compte aussi du petit nombre de faits analysés dans un cas, et du grand nombre recueilli dans le second.

Il nous est encore permis de suivre M. Bizot dans un autre point de son travail. A l'article 4, intitulé : des dimensions du cœur dans les diverses maladies, il se borne à donner le tableau des cas de phthisie pulmonaire, et les compare à ceux dans lesquels il n'existait pas de tubercules. Ici, nous possédons des éléments, jusqu'à un certain point comparables. L'âge seul fait la différence : mais l'influence de la maladie peut y être recherchée très-facilement.

*Tableau comparatif de l'influence de la phthisie pulmo-
naire sur les dimens. du cœur (hauteur et largeur),
d'après M. Bizot, et les faits tirés de ce mémoire.*

SEXE.	AGE.	MALADIES ET NOMBRE DE SUJETS.	HAUTEUR du COEUR.	LARGEUR du COEUR.	AUTEURS.
HOMMES.	de 16 à 79 ans.	57 phthis.	42 lig. 1/12.	47 lig. 1/24.	Biz.
		65 non phth.	45 lig. 1, 31.	50 28/31.	
GARÇONS.	de 1 jour à 3 ans.	5 phthis.	1 p. 8,2 lig.	1 p. 10,5 lig.	Ver.
		163 non phth.	moyenne constamment inférieure à celle des cas de phthisie.		
FEMMES.	de 16 à 89 ans.	57 phthis.	39 lig. 3/5.	41 lig. 1/30.	Biz.
		65 non phth.	43 lig.	47 lig. 16,14.	
FILLES.	de 1 jour à 2 a. 3 m.	2 phthis.	1 p. 8,2 lig.	1 p. 10,5 lig.	Ver.
		166 non phth.	moyenne constamment inférieure à celle des cas de phthisie. -- (*)		

(*) Il faut en excepter un cas où la moy. donne 2 p., mais ce cas appartient à un garçon,
le plus âgé des sujets observés (3 ans 4 mois). On ne peut donc pas conclure d'une manière
générale que la phthisie pulmonaire, dans tous les âges, tend à diminuer le volume du
cœur. Il faut au moins faire exception pour l'âge auquel nos observations ont été recueillies.

Conséquences générales de ce mémoire.

Les mesures moyennes des différentes parties du cœur sont chez l'enfant nouveau-né :

1° Pour la hauteur,   i p. 3,15 l, { *min.* 1 r lig. / *max.* 2 pouces.

2° Pour la largeur,   1 p. 5,5 l, { — 1 p. / — 2 p. 6 l.

3° Pour l'ép. du vent. gauc.   2,01 l, { — 1/2 l. / — 4 l.

4°   —   du vent. droit,   1,66 l, { — 1/4 l. / — 2 1/2 l.

5°   —   de la cloison,   2,25 l, { — 1/2 l. / — 5 l.

6° Etendue de la circ. de l'aorte.   10,43 l, { — 7 l. / — 1 p. 9 l.

7°   —   de l'art. pulm.   1 p. 0,05 l, { — 8 l. / — 1 p. 11 l.

Il résulte de là que :

La largeur du cœur l'emporte toujours sur la hauteur.

L'épaisseur relative des parois les place dans l'ordre suivant : cloison, ventricule gauche, ventricule droit.

L'orifice de l'artère pulmonaire, à son origine, est plus étendu que celui de l'aorte.

Tous ces résultats sont en rapport avec ceux qu'ont obtenus jusqu'ici les auteurs qui se sont occupés des mesures du cœur, à un âge plus avancé de la vie.

La hauteur et la largeur du cœur croissent, à très-peu de chose près, dans les mêmes proportions, et se développent concurremment avec l'âge. Plus donc, un enfant est âgé, plus son cœur a des dimensions étendues.

Les maladies, étrangères au cœur lui-même (*), ne paraissent pas avoir une influence déterminée sur les dimensions de cet organe. On n'y retrouve que l'influence de l'âge, c'est-à-dire que les maladies, dans lesquelles le cœur a offert le plus petit ou le plus grand développement, appartiennent aux sujets les moins ou les plus âgés. La seule conséquence spéciale, et opposée aux résultats de M. Bizot, que nous ayons pu tirer des faits comparables entre eux, c'est que, dans les cas de tubercules pulmonaires, que nous avons observés, le cœur n'est pas devenu plus petit que dans les autres affections. Le contraire avait lieu.

(*) Dans un seul cas d'hypertrophie compris parmi les pneumonies, les mesures étaient : *largeur*, 1 p. 11 l.; *hauteur*, 1 p. 9 l.; *épaisseur du ventr. gauche*, 2 l.; *du ventr. droit*, 1 l.; *de la cloison*, 2 1/2 l. Ce cas appartenait à un garçon de 8 jours.

L'influence du sexe, sur les dimensions du cœur, n'a pas offert de résultat bien saillant. Ainsi, tandis que la *hauteur* est un peu plus élevée chez les filles, la largeur apparaît sensiblement la même pour les filles et les garçons. L'*épaisseur*, un peu plus forte chez les garçons, pour les ventricules gauche et droit, donne un résultat identique pour la cloison. Le développement de l'orifice de l'aorte et de l'artère pulmonaire, ne diffère, dans les deux sexes, que de quelques dixièmes de ligne.

APPENDICE A CE MÉMOIRE.

Comme complément de ce travail, nous avons cru devoir donner ici le résultat de l'analyse de 92 cas relatifs aux dimensions du cœur, et prises chez des sujets de 30 à 60 ans. Nous avons, dans un tableau, comparé ces mesures avec les seules mesures exactes données jusqu'ici par MM. Bouillaud et Bizot (*). On pourra ainsi vérifier in-

____

(*) L'ouvrage de M. Pigeaux, publié en 1839, ne relate pas même ces travaux. Il laisse la question du *volume du cœur* tout aussi indécise qu'à l'époque de Laënnec et de Corvisart. « Voici, dit l'auteur, les dimensions « qu'on lui reconnaît *le plus généralement* aujourd'hui : le cœur a, terme

continent la vérité de nos assertions, en ce qui touche la loi de progression et de développement du cœur, dans ses points de contact de l'enfant à l'âge adulte, etc.

Nous y avons ajouté, comme renseignement utile, l'histoire anatomo-pathologique du péricarde et du cœur lui-même, dans les cas analysés, afin qu'on puisse apprécier le degré d'influence que ces altérations ont pu avoir sur les mesures que nous présentons.

Analyse des mesures du cœur prises sur 92 sujets de 30 à 60 ans.

Moyennes	1° de la haut. du cœur, 3 p. 5 l. 57-100.	*min.* 2 p. 4 lig.	*max.* 4 p. 6 lig.
	2° de la largeur, 3 p. 8 l. 1.100.	— 1 p. 11 l.	— 4 p. 8 l.
Partie moyenne	3° de l'épaisseur de la cloison, 5,84 lig.	— 3 l. 1,2.	— 10 l.
	4° — du ventricule gauche, 5,75 lig.	— 3 l.	— 12 l.
	5° — du ventricule droit, 1,06 lig.	— 1,2 l.	— 4 l.
	6° de la circonférence de l'artère à sa naissance, 2 p. 7 l. 62/100.	— 1 p. 11 l.	— 3 p 7 l.
	7° — de l'art. pul. 2 p. 8 l. 48/100.	— 2 p.	— 3 p. 6 l.

« moyen, de 5 à 6 pouces de sa pointe à sa base; 4 p. à 4 p. 1/2 pour la « hauteur des ventricules; son étendue transversale est de 3 p. environ...!» On peut juger, par ce passage, où conduisent les *à peu près* en médecine. M. Pigeaux indique ici que la hauteur du cœur est plus grande que sa largeur; toutes les analyses exactes ont démontré le contraire.

Anatomie pathologique des 92 cas analysés.

Sur ces 92 cas :

Le péricarde offrait 31 fois une sérosité citrine abon-
dante, avec œdème marqué
du feuillet viscéral 1 fois,

       2 — un épanchement séro-san-
guinolent,

       2 — un épanchement purulent,

       3 — fausses membranes et bri-
des récentes,

     54 — état sain,
     ——
     92

Son feuillet viscéral présentait des taches blanches d'é-
tendue variable,   27

— tuberc. et masses cancéreuses. 1

— adhérence totale des 2 feuil,   2

— pas d'altération,   62
              ——
              92

Cœur, tissu mou,   5 fois,

— ferme, 87
       ——
      92

Sur 58 cas, où l'aorte, à sa naissance, a été
l'objet d'un examen minutieux, il y avait 9 cas
d'ossification des valvules, et 1 cas de végétation.

Il existait, en outre, 2 cas de végétation des

TABLEAU géneral et comparatif des dimensions moyennes des diverses parties du cœur chez l'adulte, d'après les recherches de MM. Bouillaud, Bizot et Vernois.

NOMBRE DE SUJETS.	AGE.	HAUTEUR DU CŒUR.	LARGEUR DU CŒUR.	ÉPAISSEUR du ventr. gauche	ÉPAISSEUR du ventric. droit.	ÉPAISSEUR de la cloison.	CIRCONFÉRENCE de l'orif. aortique.	CIRCONFÉRENCE de l'orif. de l'art. pulm.	AUTEURS.
8 Pour la hauteur. 9 Pour la largeur. 10 Pour l'ép. des ventr. 4 { Aorte. { Artère pulmonaire. 1 Cloison.	de 16 à 35 ans.	3 p. 7 l. 1,3.	3 p. 7 l. 1,2.	7 l.	2 l. 3,5.	7 l.	2 p. 5 l. 1,2.	2 p. 7 l. 3,4.	Bouillaud.
18.	de 16 à 29 a.	3 p. 6 l. 5,19.	3 p. 9 l. 14,19.	3 l. 7,9.	1 l. 8,19.	4 l. 17 18.	2 p. 2 l. 10,19.	2 p. 5 l. 2,19.	Bizot.
23.	de 30 à 49 a.	3 p. 7 l. 3,23.	3 p. 11 l. 18,23.	5 l. 1,4.	1 l. 7,23.	4 l. 21,23.	2 p. 6 l. 20,23.	2 p. 7 l. 12,23.	Bizot.
19.	de 50 à 79 a.	3 p. 9 l. 12,19.	4 p. 4 l. 15,19.	5 l. 29,38.	1 l. 53,168.	5 l. 1,3.	3 p.	2 p. 11 l.	Bizot.
92.	de 30 à 60 a.	3 p. 5 l. 57,100.	3 p. 8 l. 1,100.	5,75 l.	1,06 l.	5,84 l.	2 p. 7 l. 62,100.	2 p. 8 l. 48,100.	Vernois.

valvules auriculo-ventriculaires gauches, et 2 cas de dilatation excessive du cœur.

Enfin, pour compléter la série de ces études, nous rappellerons un travail, fort remarquable, de M. Leblanc, médecin-vétérinaire, intitulé : Recherches relatives à l'étude des maladies du cœur, chez les principaux animaux domestiques (1840), et dans lequel il a inséré un tableau sur la mesure du cœur à l'état normal, chez certains animaux. On y trouvera la confirmation des principaux faits enseignés par ce mémoire. M. Leblanc, du reste, à l'exemple de M. Bouillaud, a cru ces recherches indispensables, pour servir d'introduction à l'étude des altérations dont le cœur et ses annexes peuvent devenir le siége.

FIN.

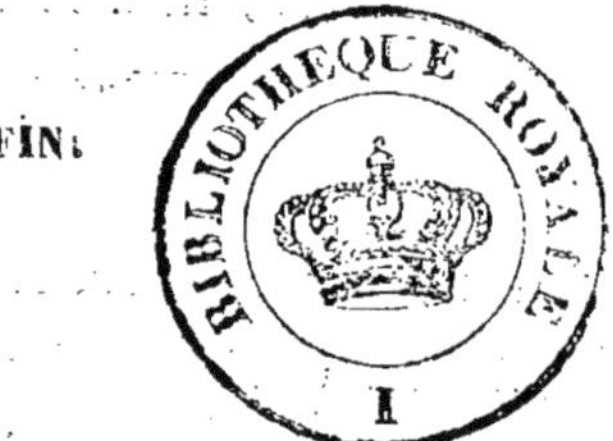

SOISSONS. — IMPRIMERIE DE EM. FOSSÉ DARCOSSE, RUE DES RATS, N° 10.